BEI GRIN MACHT SICH IHR WISSEN BEZAHLT

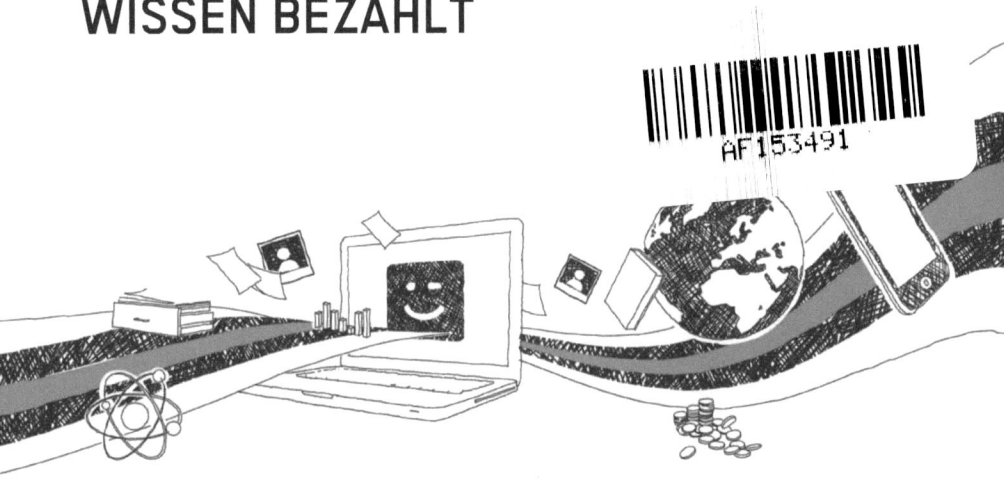

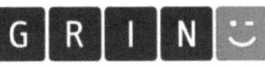

Das Buurtzorg-Modell im Kontext eines fiktiven Pflegedienstes

Bibliografische Information der Deutschen Nationalbibliothek:

Die Deutsche Nationalbibliothek verzeichnet diese Publikation in der Deutschen Nationalbibliografie; detaillierte bibliografische Daten sind im Internet über http://dnb.d-nb.de abrufbar.

ISBN: 9783346905512
Dieses Buch ist auch als E-Book erhältlich.

SRH Fernhochschule

The Distance Learning University

Hausarbeit

im Studiengang Wirtschaftspsychologie & Leadership (M.Sc.)

Alternative A

Das Buurtzorg-Modell im Kontext eines fiktiven Pflegedienstes

Modul:	Leadership / Mitarbeiterführung in dynamischen Zeiten
Abgabedatum:	12.03.2023

2

Inhaltsverzeichnis

Abbildungsverzeichnis

Tabellenverzeichnis

1 Einleitung

Besonders in der Alten- und Krankenpflege ist der Fachkräftemangel hoch aktuell. Gründe hierfür sind unter anderem die körperliche sowie psychische Belastung und die geringen Verdienstmöglichkeiten. (Freund, Overlander & Ahrens, 2020, S. 178) Aber auch die Arbeitszeitverteilungen in Früh-, Spät- oder Nachtschichten spielen hierbei eine enorme Rolle. Laut einer Studie des Statistischen Bundesamtes, steigt die Anzahl von pflegebedürftigen Personen kontinuierlich an. Aufgrund des Fachkräftemangels ist es dem deutschen Sozialsystem kaum möglich, qualitativ hochwertige Versorgungen zu gewährleisten. (Statistisches Bundesamt, 2022, S. 20) Ein weiterer Aspekt ist der steigende Arbeitsdruck beim bereits vorhanden Personal. Nach Freund und seinen Kollegen führt dies zu Stressreaktionen, welche bei einer Dauerbelastung negative Folgen für die jeweilige Pflegefachkraft nach sich ziehen können. Zu möglichen Stressoren zählen ebenfalls unter anderem eine schlechte Arbeitsorganisation, Managementfehler oder mangelnde Mitbestimmung. (Freund et al., 2020, S. 124). Perspektivisch ist die derzeitige Situation in der Pflege nicht tragbar. (Kreitzer, Monsen, Nandram & Blok, 2015, S. 40). In der folgenden Arbeit wird das Buurtzorg-Modell erläutert und abgewogen, ob dies eine realistische Alternative in Deutschland darstellt und somit dem Fachkräftemangel entgegenwirkt und eine qualitativ hochwertige Versorgung von pflegebedürftigen Menschen garantiert.

1.1 Zielsetzung, Vorgehen und Aufbau

Das Ziel dieser Hausarbeit ist die Ausarbeitung einer fiktiven Pflegedienstorganisation anhand des Buurtzorg-Modells. Die Ausgangssituation ist Folgende: fünf Pflegefachkräfte arbeiten in einer Gruppe. Sie sind mit den Abläufen, Prozessen sowie der Kultur des Unternehmens nicht einverstanden und möchten einen eigenen Pflegedienst aufbauen. Dieser wird auf dem Buurtzorg-Modell basieren.

Die vorliegende Arbeit wird in 4 Kapitel gegliedert. Das Kapitel 2 schafft eine analytische Grundlage für die anschließende Diskussion sowie das Fazit. Es wird hierbei auf die zentralen Konzepte des Buurtzorg-Modells, die sozialen, gesellschaftlichen und rechtlichen Rahmenbedingungen und notwendigen Ressourcen eingegangen und ein Überblick über bereits existierende Organisationen gegeben, welche nach dem Konzept arbeiten. Anschließend werden die Aufbau- und Ablaufstruktur dargestellt und die jeweiligen Rollen sowie Zuständigkeiten der Pflegefachkräfte definiert. Des Weiteren wird erläutert, welche Bedeutung „Führung" im Kontext neuer Organisationen einnimmt. Abschließend wird auf die Frage eingegangen, wie der Erfolg von neuen Organisationen definiert wird.

In der vorliegenden Arbeit wird aus Gründen der besseren Lesbarkeit das generische Maskulinum verwendet. Weibliche sowie anderweitige Geschlechteridentitäten werden dabei ausdrücklich mitgemeint, soweit es für die Aussage erforderlich ist.

2   Theoretischer Hintergrund

Das folgende Kapitel schafft eine analytische Grundlage für die anschließende Anwendung auf die fiktive Pflegedienstorganisation. Zu Beginn werden die Begriffe Pflegemanagement und Pflegedienstorganisation definiert. Anschließend wird das Buurtzorg-Modell thematisiert. Hierbei wird auf die Definition, die zentralen Konzepte des Modells sowie die Rahmenbedingungen und erforderlichen Ressourcen berücksichtigt. Anschließend wird ein Überblick über bereits existierende Organisationen gegeben, die bereits nach dem Modell arbeiten. Es folgt die Anwendung auf eine fiktive Pflegedienstorganisation. Beginnend mit der Aufbau- und Ablaufstruktur, werden die Rollen sowie die Zuständigkeiten der Pflegedienstkräfte erörtert. Des Weiteren wird auf die Bedeutung „Führung" sowie „Erfolg" im Kontext einer neuen Organisation eingegangen.

2.1   Definitionen Pflegemanagement und Pflegedienstorganisation

Absolventen aus den Bereichen Pflegemanagement oder Pflegewissenschaften übernehmen leitende sowie führende Positionen in Pflege- und Gesundheitseinrichtungen. Hier werden Aufgaben und Abläufe organisiert und personelle Entscheidungen getroffen. Auch Bereiche des Qualitätsmanagements, Öffentlichkeitsarbeit oder Strategieentwicklung zählen zu den Aufgabengebieten. (Köhler-Roth, n. d.)

Ist ein Mensch pflegebedürftig, so hat dieser die Möglichkeit einer ambulanten oder stationären Pflege. Diese Pflege erfolgt durch eine Pflegedienstorganisation. Der ambulante Pflegedienst unterstützt in der Pflege im eigenen Heim, während ein Pflegeheim die Patienten bei sich aufnimmt. Hier wird unter anderem Hilfe bei der Haushaltsführung, körperbezogene Pflegemaßnahmen oder pflegerische Betreuungsmaßnahmen angeboten. (Bundesministerium für Gesundheit, 2023)

2.2   Buurtzorg-Modell

Im folgenden Abschnitt wird das Buurtzorg-Modell erläutert. Beginnend mit der Definition, wird anschließend auf die zentralen Konzepte des Modells sowie die Rahmenbedingungen und Ressourcen eingegangen.

2.2.1 Definition

Das Buurtzorg-Modell ist vor circa 17 Jahren in den Niederlanden gegründet worden. Wird der Begriff „Buurtzorg" übersetzt, so bedeutet dies im Deutschen „Nachbarschaftspflege". Jos de Blok ist der Gründer dieses Unternehmens und vertritt die Annahme, dass sich das Potential von Pflegefachkräften unter der Führung von Pflege-Managern nicht optimal entfalten kann. Das Modell wird aktuell in über 24 Ländern vertreten und beschäftigt rund 14.500 Mitarbeiter. (Buurtzorg, n. d.)

Dieses Modell wird in der ambulanten Pflegeversorgung angewandt. Verschiedene Pflegefachkräfte bilden ein Team, welches eigenverantwortlich sowie selbstorganisiert die Pflege von bedürftigen Personen in der näheren Umgebung ihres zu Hauses übernimmt. Jedes Team ist selbstbestimmt in Bezug auf die Aufnahme neuer Mitglieder und Patienten. (Reinhart, 2019, S. 44) Hierbei handelt es sich um eine ganzheitliche Pflege – insbesondere werden persönliche sowie soziale Bedürfnisse berücksichtigt. (Helfrich & Bollier, 2020, S. 23) Das Konzept des Buurtzorg-Modells verfolgt laut Katterbach und Stöver (2019, S. 194-195) einige Grundregeln:

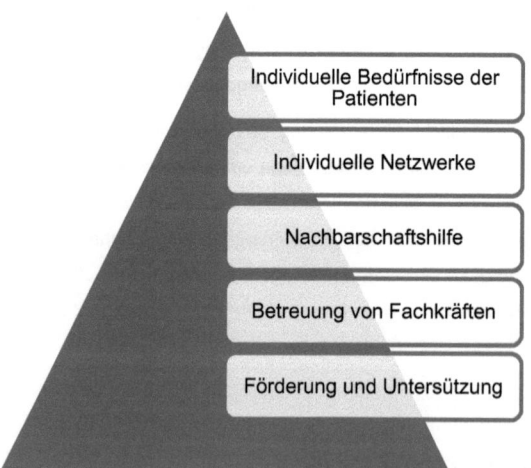

Abbildung 1
Grundprinzipien des Buurtzorg-Modells (Eigene Darstellung, in Anlehnung an Katterbach und Stöver, 2019, S. 194)

Im Vordergrund stehen die Bewertung sowie die Betrachtung der persönlichen Bedürfnisse der Patienten. Die Betrachtung erfolgt ganzheitlich - auf medizinischer, persönlicher sowie sozialer Ebene. In mehreren Gesprächen werden die Wünsche, Ängste und Sorgen der Pflegebedürftigen besprochen und aufgrund dessen ein Pflegeplan erstellt. Die Nachbarschaftshilfe bietet unterstützende Netzwerke und wird mit in den Pflegeplan einbezogen. Das Pflegefachpersonal betreut den Patienten und fördert somit diesen aktiv in seiner Unabhängigkeit und Selbstfürsorge. (Katterbach & Stöver, 2019, S. 194-195) Ein weiterer Aspekt ist, dass die Patienten ihr Selbstvertrauen aufbauen beziehungsweise zurückgewinnen. (Greuter, 2016, S. 156)

Zusammenfassend kommunizieren hierbei die Mitarbeiter regelmäßig untereinander. Die Aufgaben und Ergebnisse jedes Einzelnen sind transparent für jedes Teammitglied ersichtlich. Regelmäßige Feedbacks zwischen den Mitarbeitern fördern die individuellen Leistungen und Konflikte werden lösungsorientiert durch Coaches begleitet. Das Personal verfügt über eine hohe Eigenverantwortung und übt einen Vertrauensvorschuss aus. (Geschwill & Nieswandt, 2020, S. 127-128)

2.2.2 Zentrale Konzepte des Modells

Das Buurtzorg-Modell basiert auf einem Zwiebelprinzip und arbeitet von innen nach außen: befähigen, übernehmen, Netzwerke bilden und unterstützen. (Buurtzorg, n. d.)

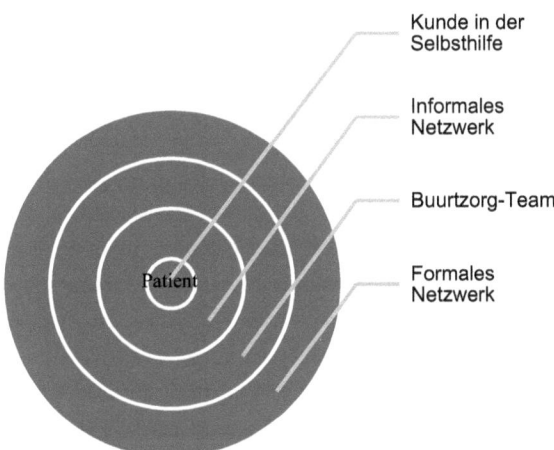

Kunde in der Selbsthilfe

Informales Netzwerk

Buurtzorg-Team

Formales Netzwerk

Patient

Abbildung 2

Das Zwiebelprinzip des Buurtzorg-Modells (Eigene Darstellung, in Anlehnung an Buurtzorg, n. d.)

Das Leitbild des Unternehmens Buurtzorg basiert auf folgenden Pfeilern: Selbstführung, das Menschenbild als Ganzheitliches und die Kraft des Kollektivs. (Fröse, Naake & Arnold, 2019, S. 243) Das Modell arbeitet mit selbstgesteuerten Arbeitsteams. Hochqualifizierte Pflegefachkräfte arbeiten und organisieren selbstständig und erbringen eine ganzheitliche Pflege für bis zu 60 Patienten, wobei jedes Teammitglied vier bis fünf Pflegebedürftige übernimmt. Interne wöchentliche Gruppenbesprechungen ermöglichen beispielsweise die Verteilung sowie Bewältigung verschiedener Aufgaben, die Verteilung von Einsatzplänen aber auch die Erörterung sowie Diskussion von Problematiken. Zusätzlich besteht die Möglichkeit, einen Coach anzufordern, welcher für besonders schwierige Fälle und nationale Pflegestandards zuständig ist. Über das Firmenintranet besteht zusätzlich die Möglichkeit sich intern über beispielsweise Wissen auszutauschen und gegenseitige Unterstützung zu erhalten. (Greuter, 2016, S. 152-158) Das Intranet wird definiert als ein unternehmensinternes, nicht für die Öffentlichkeit zugängliches Computernetzwerk, welches Angestellten die Kommunikation, den Austausch oder die Informationserfassung ermöglicht. (Lux, 2018) Jedes Teammitglied hat zu jeder Zeit Zugang zum Intranet, worüber auch die Administration abgewickelt wird. Die Daten der verschiedenen Patienten, ebenso wie die Diagnosen, der Ablaufplan sowie die bereits erfolgten Pflegebesuche sind hierüber einsehbar. Die zentrale Verwaltungsstelle erhält alle für die Rechnungserstellung relevanten Informationen ebenfalls über das Intranet. Jeder Einzelner einer Gruppe kann auf die Buchführung zugreifen und somit sich unter anderem bezüglich der eigenen Produktivität mit einer anderen Gruppe oder einem anderem Teammitglied vergleichen. (Greuter, 2016, S. 156)

Die ganzheitliche Pflege von Patienten beinhaltet, dass nicht nur der körperliche Hilfebedarf abgedeckt wird, sondern auch die Lebensumstände, die Umgebung sowie die sozialen und geistigen Bedürfnisse mit einbezogen werden. Somit kann zu den täglichen Aufgaben eines Pflegers beispielsweise die Wundpflege, die Zubereitung einer Mahlzeit oder Injektionen zählen. Um die ganzheitliche Pflege zu gewährleisten, wird unter anderem mit Allgemeinmedizinern, Hebammen oder Physiotherapeuten der entsprechenden Gemeinde eng zusammengearbeitet. Zudem liegt der Fokus auf einer engen Beziehung zwischen der Pflegeperson und des Pateinten. Mitarbeiter dieses Modells verpflichten sich dazu, jeden Wochentag, insbesondere auch am Wochenende oder an Feiertagen sowie zu jeder Uhrzeit verfügbar zu sein. (Greuter, 2016, S.153-158)

Zusammenfassend basiert das Modell auf einem Zwiebelprinzip, welches mit selbstgesteuerten Arbeitsteams zusammenarbeitet. Die ganzheitliche Pflege wird für bis zu 60 Patienten pro Teameinheit ermöglicht. Jedes Mitglied hat die Möglichkeit sich über das Firmenintranet individuell auszutauschen und zu vernetzen.

2.2.3 Rahmenbedingungen und Ressourcen

Um nach dem Buurtzorg-Modell eine neue Pflegedienstorganisation einrichten zu können, sind verschiedene Ressourcen und Rahmenbedingungen erforderlich. Mittel oder Bestände, welche zur Erfüllung einer Aufgabe oder einer Dienstleistung eingesetzt werden, sind als Ressourcen definiert. (Hofer & Schendel, 1978) Die Voraussetzungen für das Einsetzen von Ressourcen sind die finanziellen Ressourcen. In einem Jahr erwirtschaftet das Buurtzorg Unternehmen rund 400.000.000 Euro. Um weitere Kosten einzusparen, werden auf kostspielige Managementebenen verzichtet. Zum Einsatz kommen moderne Informationstechnologien, welche zusätzliche Kosten reduzieren. (Buurtzorg, n. d.) Tarifverträge regeln die Vergütung der Angestellten. Jährliche Gehaltsanpassungen und individuelle Boni sind inkludiert. Rund acht Prozent des Umsatzes werden in Weiterbildungsangebote und innovative Dienste investiert. (Gray, Sarnak & Burgers, 2015, S. 2-4) Physische Ressourcen beinhalten insbesondere Immobilien, welche in der Nähe von beispielsweise Ärzten oder öffentlichen Einrichtungen liegen. Um eine Flexibilität der Pflegeteams zu gewährleisten, werden ihnen knapp 500 Leasing-Fahrzeuge und weitere Elektrofahrräder zur Verfügung gestellt. (Buurtzorg, n. d.) Die Human Resources beinhalten den Unternehmensgründer, über 850 Pflegeteams, mehr als 15 Coaches und rund 45 Verwaltungsangestellte. Die Mehrheit des Pflegepersonals verfügt über einen Bachelor-Abschluss oder eine Krankenpfleger Ausbildung. Weitere Mitarbeiter kümmern sich um eine technische Unterstützung. Informations- und Kommunikationssysteme zählen zu den organisatorischen Ressourcen. Das Buurtzorg Unternehmen verfügt über zwei Systeme: das OMAHA-System, welches die Pflegeplanung und Dokumentation klassifiziert, sowie das Buurtzorg Web, welches auch als das Intranet bekannt ist und Informationen für alle Teams täglich zur Verfügung stellt. Über das Firmenintranet werden zudem administrative Prozesse, Patientendaten sowie neuer Einsätze verwaltet und geplant. Technologische Ressourcen beinhalten WLAN-Router, Telefone oder Laptops. Im Buurtzorg Unternehmen können

Pflegedienstfachkräfte beispielsweise über ein iPad auf die jeweilige Patientenakte, Abrechnungen oder Rückerstattungen zugreifen. (Lux & Matusiewicz, 2022, 132-133)

In diesem Modell wird die Menschlichkeit über die Bürokratie gestellt und der Patient soll in seiner Unabhängigkeit gefördert werden. Um dementsprechend agieren zu können, ist es erforderlich, dass das Pflegefachpersonal über eine hohe Empathie verfügt, um somit die sozialen und spirituellen Bedürfnisse zu erfüllen. (Kreitzer et al., 2015, S. 41) Insbesondere im Zeitalter der Digitalisierung gewinnen Eigenschaften wie Selbstorganisation und Selbstführung an enormer Bedeutung. Um diesen Eigenschaften gerecht zu werden, werden im Vorfeld Regeln getroffen, die ein Jeder einhalten muss. (Fröse et al., 2019, S. 243)

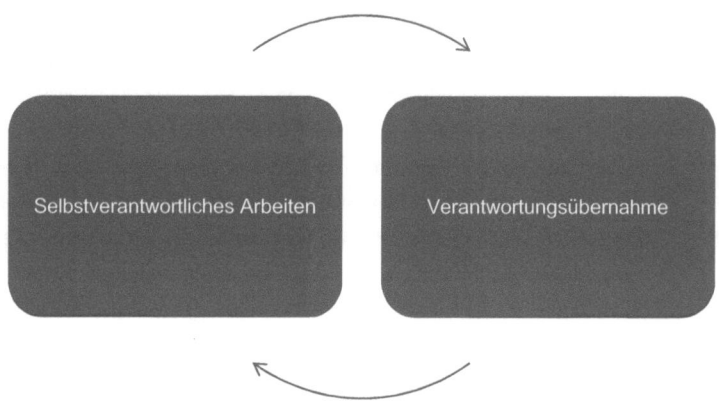

Abbildung 3
Grundvoraussetzungen für das Buurtzorg-Modells (Eigene Darstellung, in Anlehnung an Geschwill und Nieswandt, 2020, S. 126)

Mit Hilfe von Trainern erlernen neue Mitglieder selbstverantwortliches Arbeiten und Verantwortung im Team zu übernehmen. Es gibt keine Vorgesetzten und keine formalen Hierarchien, es werden Entscheidungen als Gruppe getroffen. Eine Aufgabe der Gruppe ist es, sich mit anderen Mitgliedern zu vernetzen. (Geschwill & Nieswandt, 2020, S. 126) Daher ist eine gut organisierte IT-Infrastruktur wichtig. (Fröse et al., 2019, S. 243) Auf ein Mittleres Management wird verzichtet – die Gruppe setzt sich durch das interne Netzwerk mit anderen Teams auseinander und kann im Bedarfsfall

12

unbeteiligte Coaches, ohne Machtausübung, hinzuziehen. (Geschwill & Nieswandt, 2020, S. 126)

Sowohl die sozialen als auch die gesellschaftlichen Rahmenbedingungen sind derzeit im Trist mit den rechtlichen Rahmenbedingungen. Um in Deutschland eine neue Pflegedienstorganisation zu gründen, bedarf es nach §71 Strafgesetzbuch XI eine Pflegedienstleistung. (Kramp, 2018). Des Weiteren basiert das Modell auf akademisch ausgebildeten Fachkräfte. In Deutschland trifft dies auf die meisten Pfleger nicht zu. Um die Teamarbeit oder Führungskompetenzen zu fördern, können gezielte Fortbildungen oder Schulungen angeboten werden. Leichsenring sieht in Deutschland noch großes Potenzial sowohl in der Förderung der Selbst-Pflege als auch in der präventiven sowie rehabilitativer Intervention. (Leichsenring, 2015, S. 20–24)

Um agile Arbeitsformen, wie zum Beispiel das Buurtzorg-Modell, umsetzen zu können, sind weitere Aspekte zu betrachten. Hierzu zählen die strukturellen Aspekte. Diese beinhalten die Organisationsstruktur, die Koordination sowie die Funktionsbeschreibung. Wichtig sind autonome Teams ohne Hierarchie und eine Gleichberechtigung in der Arbeitsverteilung. Das Personalmanagement umfasst die Personalaufnahme, die Personaleinführung sowie Weiterbildung, flexible Arbeitszeiten, Beförderungen und Entlassungen. Neue Teammitglieder werden vom bestehendem Team ausgewählt. Der Fokus liegt unter anderem auf den sozialen Kompetenzen. Unter Berücksichtigung der Teamziele ist die Arbeitszeit flexibel einteilbar, Beförderungen werden aufgrund möglicher Hierarchien Bildungen nicht vorgesehen. Entlassungen werden nach Konfliktmediationen durchgeführt. Als letzter Aspekt für agiles Arbeiten gelten die Arbeitsorganisation und das Management. Hierzu zählen die Arbeitteilung, Meetings, die Entscheidungsfindung, der Informationsfluss sowie die Strategieentwicklung. Die Aufgaben werden gleichberechtigt verteilt und Meetings erfolgen primär nur, um das Hören aller Meinungen zu gewährleisten. Die Entscheidungsfindung erfolgt dezentralisiert. Jegliche Informationen stehen jedem Teammitglied jederzeit zur Verfügung. (Bartonitz, Lévesque, Michl, Steinbrecher, Vonhof & Wagner, 2018, S. 240)

Zusammenfassend sind verschiedene Ressourcen und Rahmenbedingungen für den Aufbau einer Pflegediensteinrichtung nach dem Buurtzorg-Modell notwendig. Hierzu zählen die finanziellen, physischen, technologische und Human Ressourcen. Verschiedene Eigenschaften, wie zum Beispiel Selbstführung, sind ebenfalls elementar. Weiterhin gibt es in Deutschland derzeit Probleme mit den rechtlichen Rahmenbedingungen.

2.3 Überblick bereits existierender Organisationen, die nach dem Buurtz-org-Modell arbeiten

Nach einer Studie im Jahr 2020 ist das Buurtzorg-Modell in Deutschland kaum bekannt. Knapp 6,7 Prozent der Befragten kennen das Modell – lediglich 2,4 Prozent haben von dem Modell etwas gehört. Über 90 Prozent der teilnehmenden Personen ist dieses Modell unbekannt. Die Mehrheit der Teilnehmer gab an, dass die Einführung des Modells in Deutschland dem Problem der Langzeitpflege entgegenwirken kann. (Lux & Matusiewicz, 2022, 135-136)

Vor 5 Jahren ist in Deutschland ein Pilotprojekt des Buurtzorg-Modells gestartet. Sowohl die Sander Pflege als auch der Impulse Pflegedienst sind Teilnehmer. Der Europäische Fond für regionale Entwicklung unterstützt das sogenannte INTERPREG-Programm Deutschland-Nederland mit finanziellen Mitteln. (Burtke, 2018, S. 52-53) Aufgrund verschiedener rechtlicher sowie ökonomischer Rahmenbedingungen ist dieses Modell nicht eins-zu-eins übernommen worden. Nach positiver Rückmeldung wurde das Pilotprojekt erweitert. Die Buurtzorg gGmbH wurde in Deutschland gegründet. (Heinze, Kurtenbach & Üblacker, 2019, S. 11-32) In Deutschland sind derzeit acht Teams nach dem Buurtzorg-Modell vertreten. Hierzu zählen Aachen, Dresden, Hörstel, Leipzig, Münster, Lotte, Riesenbeck und Recke. (Buurtzorg Deutschland Nachbarschaftspflege gGmbH, n. d.)

2.3.1 Erfolge und Vorteile

Das Buurtzorg-Modell bringt verschiedene Vorteile mit sich. Eine im Jahr 2019 durchgeführte Mitarbeiterbefragung der Buurtzorg-Teams in Deutschland ergab, dass die Arbeitszufriedenheit sehr hoch ist. (Heinze et al., 2019,S. 11-32) Der Verband der Ersatzkassen sehen dieses Modell als praxisnah, bedarfsgerecht und zukunftsfähig. Dieses Modell bietet eine Möglichkeit, dem Fachkräftemangel in Deutschland entgegenzuwirken. Der Mensch steht bei diesem Modell im Vordergrund. Die Eigenständigkeit der Patienten wird gewahrt und die Unabhängigkeit gefördert. Auch die Arbeitszufriedenheit und -motivation der einzelnen Arbeitnehmer wird gefördert. (Gottfried, 2020,S.1-3) Ein weiterer Vorteile ist die Gewinnerwirtschaftung – innerhalb von vier Jahren ist der Umsatz auf circa 400.000.000 Euro gestiegen. (Lux & Matusiewicz, 2022, S. 130) Nach einer Studie von Gray, Sarnak, und Burgers (2015, S. 2-4) sind die durchschnittlichen Kosten pro Patient geringer als bei 62 Prozent anderer niederländischer

Pflegedienstorganisationen. Hierbei spielt die Zeitersparnis eine große Rolle. (Schaeper & Robert, 2020, S. 6) Die Mitarbeiter des Buurtzorg-Modells benötigen für einen Patienten durchschnittlich 108 Stunden. Andere Pflegediensteinrichtungen in den Niederlanden benötigen circa 60 Stunden mehr. Ein weiterer Aspekt sind die Kosten für die Heilung von Patienten. Im direkten Vergleich sind diese aufgrund der frühzeitigen Erkennung und präventiven Maßnahmen höher, die durchschnittlichen Gemeinkosten des Umsatzes deutlich geringer. Die eingesetzten IT-Systeme sparen zusätzlich circa 20 Prozent ein. In der folgenden Abbildung werden die durchschnittlichen Kosten im Vergleich zu anderen regionalen Anbietern dargestellt. Während die Stunden Kosten für häusliche Pflege ohne Folgekosten bei Buurtzorg knapp 6428 Euro betragen, belaufen sich diese bei anderen Anbietern auf 7995 Euro. Folgekosten, wie zum Beispiel Pflegeheimkosten oder Arzt- und Krankenhauskosten, sind im Buurtzorg-Modell fallen signifikant höher aus. Allerdings gleicht sich dieses bei den Gesamtkosten insoweit aus, dass das Buurtzorg-Modell auf knapp 15357 Euro pro Kunde kommt, während andere Anbieter im Durschnitt auf 15856 Euro kommen. (Gray et al., 2015, S. 2-4)

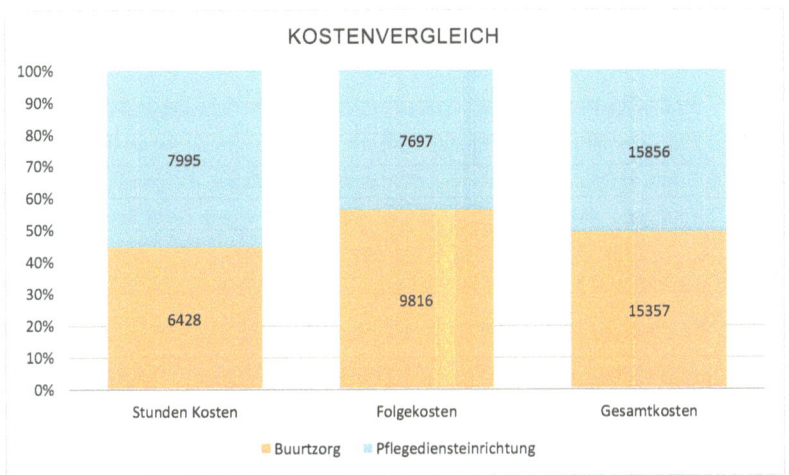

Abbildung 4

Darstellung der durchschnittlichen Kosten des Buurtzorg-Modells im Vergleich mit anderen Pflegediensteinrichtungen (Eigene Darstellung, in Anlehnung an Gray et al., 2015, S. 2-4)

2.3.2 Schwierigkeiten und Nachteile

Bezugnehmend auf die Studie zu Beginn des Absatzes 2.3, sind auch einige Nachteile beziehungsweise Schwierigkeiten ersichtlich. Fast sechs Prozent der Umfrageteilnehmer sind nicht bereit, ihre Mithilfe in Form eines Netzwerkes anzubieten. Insbesondere Tätigkeiten im Bereich der Grundpflege eines Menschen stoßen auf Ablehnung. Weitere Gründe, die ein für das Buurtzorg-Modell erforderliches Netzwerk ins Schwanken bringen, sind zeitlich knappe Ressourcen oder die Sorge, den Aufgaben nicht gerecht zu werden. Auch geben einige Teilnehmenden an, sich bei der Vorstellung, ihren Nachbarn zu pflegen, nicht wohlzufühlen. (Lux & Matusiewicz, 2022, S. 136-137)

Ein weiterer Aspekt ist, dass Buurtzorg ein junges Unternehmen ist, welches nicht nach klassischen betriebswirtschaftlichen Vorgaben arbeitet. Epe (2019) rät von der Umsetzung dieses Modells auf bestehende Unternehmen ab und befürwortet, dass sich eher neu bildende Firmen auf den Ansatz konzentrieren sollten. In bereits bestehenden Organisationen ist es fast unmöglich, ein jahrelanges Prinzip plötzlich zu ersetzen. Diesbezüglich müssten gesamte Führungsebenen komplett entlassen werden. Des Weiteren sind viele Arbeitnehmer nicht gewillt, vollständige Verantwortung zu übernehmen.

Auch die Pflegekassen in Deutschland bekunden Schwierigkeiten. Nach dem Buurtzorg-Modell wird nach Stunden bezahlt, unabhängig von der Art der Leistung. Insbesondere in Deutschland sei dies nicht einfach umsetzbar, da manche medizinischen Leistungen individuell kalkuliert werden müssen. Eine geäußerte Befürchtung ist ebenfalls, dass Leistungen auf das Umfeld der Patienten abgeschoben werden könnte. (Scharfenberger, 2019)

In Friedrichstadt sind ebenfalls Pilotprojekte gestartet worden, allerdings sind diese gescheitert. Aufgrund der Nichteinhaltung von Rollenverteilungen kam es zu Schwierigkeiten sowohl in simplen Arbeitsabläufen als auch in der Kommunikation. (Janning, 2022) Weitere Herausforderungen bestehen in den Ebenen Teammitglieder, Organisation und dem Kundenkreis. Negative Emotionen, wie zum Beispiel Verlust oder Ängste, können durch das Nichtvorhandensein einer Teamleitung ausgelöst werden. Des Weiteren können Gleichberechtigung und non-Hierarchie dazu führen, dass die Mitarbeiter im Kontext ihrer verschiedenen Qualifikationsstufen, das Gefühl haben, einen Statusverlust zu erleiden. Einige Pflegefachkräfte verfügen über ein dominantes Wesen oder können einem höherem Verantwortungsdruck nicht standhalten. Für diese Personen ist das Buurtzorg-Modell nicht ideal. Auch im Kundenkreis gibt es Herausforderungen: die aktive Rolle zu übernehmen und sich direkt bei der Wiederherstellung des

Wohlbefindens zu beteiligen, ist auch nicht für jeden Patienten geeignet.(Cavedon, Minnig & Zängl, 2020)

Zusammenfassend gibt es in Deutschland bereits einige Unternehmen, welche als Pilotprojekte nach dem Buurtzorg-Modell arbeiten. Hierbei sind sowohl einige Erfolge, wie zum Beispiel die hohe Arbeitszufriedenheit, aber auch einige Schwierigkeiten, wie zum Beispiel Herausforderungen in den Ebenen Teammitglieder, Organisation und dem Kundenkreis, aufgetreten.

2.4 Pflegedienstorganisationen

Im Folgenden Abschnitt werden die theoretischen Grundlagen des Buurtzorg-Modells auf eine fiktive Pflegedienstorganisation übertragen. Beginnend wird auf die Aufbau- und Ablaufstruktur sowie die Rollen und Zuständigkeiten der Pflegefachkräfte eingegangen. Abschließend wird „Führung" und „Erfolg" im Kontext einer neuen Organisation betrachtet.

2.4.1 Aufbau- und Ablaufstruktur

Als eine Aufbauorganisation wird eine Organisationsstruktur definiert, welche Aufgaben, Stellen, Instanzen sowie Abteilungen beinhaltet. (Rödel, 2020, S. 30) Das Buurtzorg Unternehmen basiert auf flachen Hierarchien. Klassische Managementebenen sind nicht vorhanden. Die einzige Ebene der Führung ist die Geschäftsführung, welche sich unter anderem um die strategische Leitung kümmert. Die Interessen von Kunden werden von einem Beirat vertreten. Dieser setzt sich aus Patienten sowie informellen Betreuern zusammen und hat eine beratende Funktion. Für die Unterstützung der Pflegeteams sind regionale Coaches im Einsatz. Eine zentrale Verwaltung bearbeitet jegliche Administration, wie zum Beispiel die Buchhaltung oder das Vertragsmanagement. Sowohl die Coaches als auch die Verwaltung unterliegen der Geschäftsführung. Demgegenüber sind verschiedene Pflegeteams aufgestellt. Diese agieren selbstgesteuert. Maximal 12 Teammitglieder sind zulässig. Besonders vorteilhaft hierbei sind eine verbesserte Kommunikation und eine stärkere Beziehung zu den einzelnen Patienten. Jedes Pflegeteam hat die Möglichkeit, sich optionale Hilfeteams zu ordern. So gibt es separate Teams für die psychologische Betreuung, für die Hilfe im Haushalt, für die Kinder- und Jugendhilfe sowie für eine physio- und ergotherapeutische Betreuung. (Lux & Matusiewicz, 2022, S. 131)

Die Ablauforganisation umfasst den optimalen Ablauf der Organisationstätigkeiten. (Rödel, 2020, S. 31) Hierzu zählen primäre und sekundäre Prozesse. Die Primärprozesse beinhalten Maßnahmen, welche im direkten Zusammenhang mit dem Grundgeschäft stehen. Die sekundären Prozesse hingegen beinhalten Maßnahmen, welche im indirekten Zusammenhang mit dem Grundgeschäft stehen. Diese stehen jedem Teammitglied zur Verfügung, sodass sich jede Pflegefachkraft ohne Ablenkung, beispielsweise durch die Bürokratie, auf die Patienten konzentrieren kann. (Lux & Matusiewicz, 2022, S. 133-135)

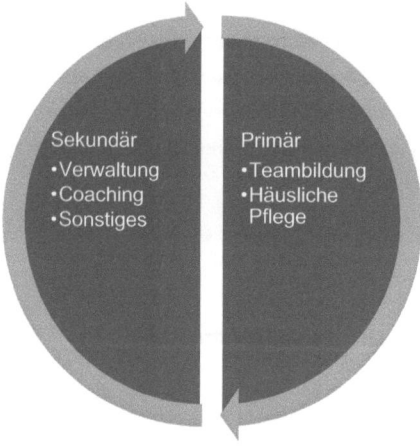

Abbildung 5
Geschäftsprozesse des Buurtzorg-Modells (Eigene Darstellung, in Anlehnung an Lux & Matusiewicz, 2022, S. 133-135)

Primäre Prozesse umfassen die Teambildung sowie die häusliche Pflege. Während der Bildung von neuen Pflegeteams wird jedes Mitglied auf unternehmerisches Denken gepoolt. Jedes Mitglied ist angewiesen sich Branchenkenntnisse und spezielles Fachwissen anzueignen und neue Pflegefachkräfte zu rekrutieren. (Nandram, 2015) Auf Empfehlung von Hausärzten und Patienten nehmen die Teams neue Patienten auf, wobei die Zusammenarbeit mit den jeweiligen Hausärzten und anderen Leistungserbringern

18

stets eng ist. (Kreitzer, Monsen, Nandram & de Blok, 2015, S. 40-42) Das Kerngeschäft des Modells ist die häusliche Pflege, welche in sechs Schritte unterteilt ist.

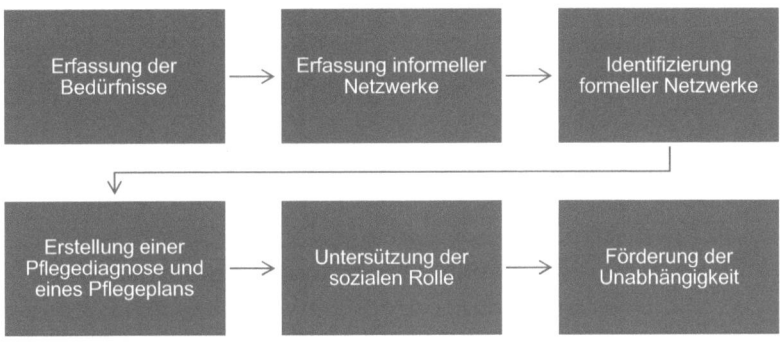

Abbildung 6
Die sechs Schritte häuslicher Pflege des Buurtzorg-Modells (Eigene Darstellung, in Anlehnung an Huijbers, 2010)

Zu Beginn werden die medizinischen, persönlichen sowie sozialen Bedürfnisse des neuen Patienten ermittelt sowie beurteilt. Anschließend werden informelle Netzwerke des jeweiligen Patienten erfasst. Insbesondere isolierte Patienten können sich so schneller sicher und in eine Gemeinschaft eingefügt fühlen. Die Identifizierung sowie Erfassung formeller Netzwerke zählen zum dritten Schritt. Als nächstes wird eine Pflegediagnose sowie ein Pflegeplan erstellt. Angestellte des Buurtzorg-Modells verfügen über einen großen Handlungsspielraum, das heißt, dass in Absprache mit dem Patienten und seiner Familie eine Entscheidung über die Pflege getroffen wird. Im vorletzten Schritt wird der Fokus der häuslichen Pflege auf die Stärkung der sozialen Rolle des Patienten gelegt. Abschließend werden Maßnahmen zur Förderung der Unabhängigkeit des Patienten durchgeführt. (Huijbers, 2010)

Zu den sekundären Prozessen zählen die Personal- und Finanzverwaltung, das Coaching sowie der Bereich Sonstiges. Die Personalverwaltung kümmert sich um jegliche für die Gründung neuer Teams wichtige Informationen, wie zum Beispiel das Bereitstellen von Werbematerialien. Die Einstellung neuer Teammitglieder wird hier ebenfalls übernommen. (Nandram, 2015) Jegliche Abrechnungen werden in der

Finanzverwaltung verwaltet. Die Teammitglieder werden pauschal pro Besuch bezahlt – nicht nach Art oder Dauer. (Kreitzer et al., 2015, S. 40-42) Auch zum Beispiel Gehaltszahlungen, Mietkosten für Büroräume oder die Beschaffung technischer Ausstattungen zählen zu deren Aufgaben. Des Weiteren hat jedes Team Coaches, welche mit Rat und Tat zur Seite stehen. Ihre Aufgabe liegt unter anderem darin, Hilfestellungen zu leisten und die Teams darin zu ermutigen, Verantwortung zu übernehmen. Ein Coach übernimmt durchschnittlich 45 Teams. (Gray et al., 2015, S. 2-4) Der Bereich Sonstiges beinhaltet das Backoffice. Hier werden unter anderem Einführungsveranstaltungen, E-Learning-Angebote und jährliche Kennenlernveranstaltungen durchgeführt. (Nandram, 2015)

Zusammenfassend basiert das Buurtzorg-Modell auf flachen Hierarchien, ohne klassische Managementebenen. Ein Beirat vertritt die Interessen von Kunden, die Geschäftsführung ist beispielsweise für die strategische Leitung zuständig. Regionale Coaches helfen den Teams bei zum Beispiel Konfliktlösungen. Die Administration wird von einer Verwaltungszentrale übernommen. Die einzelnen Teams bestehen aus maximal 12 Mitgliedern. Die Ablauforganisation umfasst den optimalen Ablauf der Organisationstätigkeiten und besteht aus primären und sekundären Prozessen.

2.4.2 Rollen und Zuständigkeiten der Pflegedienstkräfte

Im Folgenden werden die Rollen und Zuständigkeiten der fiktiven Pflegediensteinrichtung definiert. Die Gründung des Unternehmens basiert auf dem Gründer sowie den unterschiedlichen Pflegeteams.

Ein Gründer schafft eine Grundlage für etwas. (Markschies, n. d.) In Bezug auf eine Unternehmung bringt der Gründer eine neue Firma hervor. In der Regel ist es von Vorteil, wenn der Gründer über ein breites Spektrum an fachlichen, persönlichen sowie unternehmerischen Knowhow sowie über vielen Berufserfahrung verfügt. (Evers & Morgado, n. d.) In dieser fiktiven Pflegediensteinrichtung ist es nicht erforderlich, dass der Gründer über mehr Wissen als Angestellte verfügt. Eine Zuweisung von Aufgaben ist ebenfalls in diesem Fall nicht auszuführen. (Gloger & Rösner, 2022, S. 60) Was aber zu seinen Aufgaben zählt, ist unter anderem der Kontakt zu den Krankenkassen. Die Abrechnungsmöglichkeiten sind anhand eines Stundensatzes auszuhandeln. Das Organisationsmodell ist präzise zu beschreiben und muss anschließend dem Gesundheitsministerium sowie den Krankenkassen vorgelegt werden. (deBlok, Grasberger & Hennessey, 2019, S. 27–28) Anschließend gilt es, Verhandlungen mit den eben genannten Behörden zu führen. Hierbei wird über Qualitätsstandards, Abrechnungen,

Datenschutzvorgaben sowie die Qualifikationen des Fachpersonals diskutiert. Sowohl die Fachhochschule Münster als auch die Fachhochschule Osnabrück üben derzeit Pilotprojekte nach dem Buurtzorg-Modell aus und können somit Hilfestellungen leisten. Ein weiterer Aspekt ist die Dokumentation. Der Gründer kann mit Hilfe von Papier oder mittels eines Intranets die Verwaltung, den Teammitgliederaustausch oder den Austausch von Wissen ermöglichen. (de Blok et al., 2019, S. 27–28) Geschaffene Rahmenbedingungen zum selbstorganisierten Arbeiten in Teams motivieren Mitarbeiter zum selbstorganisierten Arbeiten. Jedes Mitglied ist hierbei gleichberechtigt. (de Blok et al., 2019, S. 27–28)

Laut Reinhardt (Reinhardt, 2016, S. 75) zählt ebenfalls zu den Aufgaben des Gründers, dass erforderliche Veränderungen regelmäßig angepasst werden. Zu den Persönlichkeitsmerkmalen zählt er eine offene Persönlichkeit, welche über eine Affinität zur Psychologie verfügt. Eigenschaften wie zum Beispiel Optimismus, Transparenz, Aufrichtigkeit oder Selbstaufmerksamkeit stehen hierbei im Vordergrund.

Die Pflegefachkräfte bilden die Pflegeteams und übernehmen in diesem Modell die gesamte fachliche Verantwortung – Personalentscheidungen, Teamzusammenstellungen oder die Urlaubsplanung sind nur einige Beispiele. Durch die existierende Gleichberechtigung sind Statussymbole nicht vorhanden. (Rüther, 2018, S. 181) Die selbstgesteuerten Teams betreuen 50 bis 60 Patienten und verfügen über ein enormes Netzwerk. (Greuter, 2018, S. 154; Kreitzer et al., 2015, S. 41) In jedem Team werden eigenständig sechs Rollen vergeben. Je eine Mitglied übernimmt eine Rolle. Die Rollen können allerdings in einem eigen bestimmten Zyklus rotieren. (Nandram, 2015, S. 73) Darüber hinaus gelten innerhalb der Teams Regeln. (Laloux, 2015, S. 69) In folgender Tabelle wird beides dargestellt.

Rollenverteilung	Regeln
Rolle 1: die Instandhaltung der Büroräume sowie der technischen Ausstattung	Regel 1: maximal 12 Mitglieder bilden ein Team
Rolle 2: die Überwachung der richtigen Zeiterfassung	Regel 2: die Aufgabenverteilung erfolgt gleichmäßig
Rolle 3: die Zusammenarbeit mit behelfsmäßigen Initiativen	Regel 3: regelmäßige Teambesprechungen und Beratungstreffen

Rolle 4: die Organisation von Einsätzen, Verträgen sowie Verfügbarkeiten	Regel 4: jährliche Beurteilung eigener Teammitglieder
Rolle 5: die effiziente sowie effektive Pflege	Regel 5: Entwurf von Jahresplänen
Rolle 6: das Onboarding neuer Mitarbeiter	Regel 6: Basis der Entscheidungen: Moderationsmethode

Tabelle 1

Rollenverteilung und Regeln von Teammitgliedern (Eigene Darstellung, in Anlehnung an Nandram, 2015, S. 73; Laloux, 2015, S. 69)

2.4.3 Bedeutung „Führung" im Kontext einer neuen Organisation

Die Einführung des Buurtzorg-Modells der Führung in bereits bestehende Unternehmen ist nicht ideal. Eine Vermischung der neuen sowie der alten Führungsstile kann dazu führen, dass ein Ungleichgewicht entsteht. Ältere Mitarbeiter haben gegebenenfalls höhere Referenzen als jüngere. In diesem Modell sind aber alle Mitarbeiter gleichgestellt. Dadurch können sich ältere Mitarbeiter benachteiligt fühlen. Auch für Patienten, welche die Selbstorganisation des Buurtzorg-Modells nicht kennen, ist eine Umstrukturierung anspruchsvoll. Für Personen, die sehr dominant sind oder nicht besonders verantwortungsbewusst sind, ist diese Form ebenfalls ungeeignet. (Cavedon, Minnig & Zängl, 2020) Für eine Einführung des Buurtzorg-Modells bei einer Neugründung, wie in dieser fiktiven Pflegediensteinrichtung, spricht vieles. Besonders positiv ist die Freiheit der Entscheidungsfindung. Hier entscheiden sich fünf Fachkräfte mit vergleichbaren Qualifikationen dafür. (Wörwag & Cloots, 2020, S. 164).

In Bezug auf die Führung im Kontext einer neuen Organisation wird auf die agile Selbstorganisation eingegangen, worauf das Buurtzorg-Modell basiert. Damit die Mitarbeiter eigenständige Entscheidungen treffen können, ist es für den Gründer notwendig, seinen Mitarbeitern Mut sowie Vertrauen entgegenzubringen. (Rödel, 2020, S. 66) Zur Förderung der Selbstorganisation können Zielvorgaben gesetzt werden. (Freund et. Al, 2020, S. 217) Um Vertrauen aufbauen zu können und miteinander arbeiten zu können, (Geramanis & Hutmacher, 2020, S. 3) sind verschiedene persönliche Eigenschaften, wie zum Beispiel Menschlichkeit, Vertrauen, Spaß oder Verlässlichkeit erforderlich. (Rüther, 2018)

Kürzere Entscheidungswege reduzieren den Führungsbedarf und stärken die Autorität der Teammitglieder. Dies fand bereits laut Geramanis & Hutmacher (2020, S. 6) das Lean Management vor circa 33 Jahren heraus. Die positive Auswirkungen von Führung auf Augenhöhe ist signifikant. Nach dem Trainingsgruppenmodell gibt es drei Möglichkeiten, um die agile Selbstorganisation umzusetzen: die Selbstorganisation muss erlernt oder begleitet werden und muss zum korrekten Menschen passen. Durch beispielsweise Coachings können erarbeitete Leitbilder erlernt werden.

2.4.4 Definition „Erfolg" im Kontext einer neuen Organisation

Wenn die Angestellten über eine hohe Bindung an das Unternehmen verfügen und gerne für dieses Arbeiten, so kann dies als Erfolg in einer sozialen Organisation definiert werden. Ein weiterer Aspekt des Erfolges spiegelt sich in der Zufriedenheit der Klienten wieder. Jährliche Zufriedenheitsanalysen in Holland zeigen die Zufriedenheit der Patienten. (de Blok et al., 2019, S. 29) Unter Zufriedenheit wird verstanden, dass eine explizite Erwartung vor einer Handlung mit dem tatsächliches Erleben danach übereinstimmt. (Online Lexikon für Psychologie & Pädagogik, n. d.) Somit ist ein Kriterium zur Messung des Erfolges einer neuen Organisation die Zufriedenheit der Patienten. In der fiktiven Pflegedienstorganisation sind regelmäßige Zufriedenheitsanalysen und -evaluierungen sinnvoll. Ein weiterer Aspekt ist die Beurteilung der Pflegequalität sowie das Wohlbefinden der Klienten. Wirtschaftliche Kennzahlen, wie zum Beispiel Rentabilität und Wachstum, spielen eine ebenfalls enorme Rolle für den Erfolg. Eine Auswertung kann mittels des wirtschaftlichen Key Performances Indikator erfolgen. Dennoch ist anzumerken, dass sich die Zufriedenheit von Klienten und Mitarbeiter sowie die wirtschaftlichen Kennzahlen die Waagen halten, da die besten Referenzen ohne die Kundenzufriedenheit kaum Wert haben.

3 Diskussion

Im Zentrum des Buurtzorg-Modells steht die Beziehung zwischen dem Fachpersonal und der Patienten. Besonders für Patienten bietet dieses Modell die Möglichkeit, umfassend gepflegt zu werden. Neben den körperlichen Bedürfnissen werden hierbei auch die Lebensumstände sowie die sozialen und geistigen Bedürfnisse mit einbezogen. Auch die Nachbarschaftshilfe ist für die Patienten profitabel. Die Rund-um-die-Uhr Betreuung ist zwar für den Patienten positiv, bedeutet aber für das Fachpersonal, dass sie jederzeit verfügbar sein müssen. Hier gilt es zu beachten, dass eine dauerhafte Belastung negative Folgen, wie zum Beispiel Burnout, haben kann. Hierfür ist es ratsam, ausreichend Erholungszeit zu vereinbaren, indem beispielsweise in Schichtsystemen gearbeitet wird.

Damit eine Pflegediensteinrichtung nach dem oben genannten Modell funktionieren kann, ist es von enormer Wichtigkeit, dass jedes Teammitglied über soziale Kompetenzen, wie zum Beispiel Empathie, Hilfsbereitschaft und Eigenverantwortung verfügt. Es gilt ebenfalls im Voraus abzuklären, aus welchen Motiven die Pflegefachkräfte sich für das neue Konzept interessieren.

Aufgrund des großen Erfolges in den Niederlanden, lässt sich erhoffen, dass das Konzept auch in Deutschland umgesetzt werden kann. Die rechtlichen Hürden sind hier komplexer. Eine gut vorbereitete faktenbasierte Planung kann dabei unterstützen. Die sich stets entwickelnden Anforderungen an Mitarbeiter und Führungskräfte bekräftigen die Vorteile vom Selbstorganisiertem Arbeiten. Flache Hierarchien, Flexibilität und Eigenverantwortung ermöglichen schnelle Entscheidungswege und -freiheit der Fachkräfte.

Zusammenfassend ist eine Umsetzung des Buurtzorg-Modells in Deutschland theoretisch möglich. Verschiedene Pilotprojekte sind vielversprechend.

4 Fazit und Ausblick

Insbesondere seit Beginn der COVID-19 Pandemie wird spürbar, dass Pflegeberufe in Deutschland nicht nur systemrelevant, sondern auch von absoluter Wichtigkeit sind. Um die pflegerischen, medizinischen sowie sozialen Herausforderungen kompetent meistern zu können, ist ein breites fachspezifisches Knowhow notwendig. (Pieper & Zander, n. d.) Der enorme Fachkräftemangel, insbesondere in der Pflege, führt dazu, dass ein Umdenken stattfinden muss. Das Buurtzorg-Modell bietet einige Vorteile, die den Beruf des Pflegers attraktiver machen und somit unter anderem dem Fachkräftemangel entgegenwirken können. Allerdings ist in Deutschland aufgrund der aktuellen Gesetzgebung eine eins-zu-eins Umsetzung dieses Konzepts nicht möglich.

Der Pflegebereich erfordert vom Fachpersonal sehr viel: Flexibilität, Engagement, Empathie und Nächstenliebe sind nur einige Beispiele. Auch in anderen Fachbereichen ist ersichtlich, dass das Buurtzorg-Modell positive Auswirkungen auf die Angestellten hat. In der Persönlichkeits- und Sozialpsychologie ist bekannt, dass die psychische Gesundheit auch von einem Wir-Gefühl in einer Gruppe begünstigt werden kann. Flache Hierarchien wirken sich positiv auf die Arbeitsleistung aus. Ein weiterer dafürsprechender Aspekt ist, dass die Patienten, so wie die Studien in Holland zeigen, sehr zufrieden sind. Buurtzorg stellt den Mensch in den Mittelpunkt und wahrt beziehungsweise fördert dessen Selbstständigkeit.

Abschließend gilt es, die zu Beginn der Hausarbeit entstandenen Fragen zu beantworten. Stellt das Buurtzorg-Modell eine realistische Alternative in Deutschland dar und kann somit nicht nur dem Fachkräftemangel entgegenwirken, sondern auch eine qualitativ hochwertige Versorgung von pflegebedürftigen Menschen garantiert?

Ja, das Buurtzorg-Modell bietet eine attraktive Alternative für den deutschen Pflegebereich, wenn die Persönlichkeiten der Teammitglieder harmonieren und rechtliche sowie gesellschaftliche Normen angepasst werden. Durch die verschiedenen positiven Aspekte des Konzepts, kann es sich ebenfalls auf den Fachkräftemangel auswirken. Eine Garantie für eine qualitativ hochwertige Versorgung von pflegebedürftigen Menschen, ist durch den akademischen Hintergrund des Pflegefachpersonals gegeben.

Literaturverzeichnis

Bundesministerium für Gesundheit (2023). *Pflegedienst und Pflegesachleistungen. Was macht ein ambulanter Pflegedienst?* Zugriff am 15.2.2023. Verfügbar unter: https://www.bundesgesundheitsministerium.de/pflegedienst-und-pflegesachleistungen.html

Burtke, U. (2018). Im Team mit der Nachbarschaft. Idee für häusliche Pflege: buurtzorg. PflegeKarriere. Ambulante Pflege. *Heilberufe / Das Pflegemagazin*, 70 (1). S. 52-53.

Buurtzorg (n. d.) *The Buurtzorg Model. Buurtzorg´s model of care.* Zugriff am 25.02.2023. Verfügbar unter: https://www.buurtzorg.com/about-us/buurtzorgmodel/

Buurtzorg (n. d.). *Welcome to Buurtzorg.* Zugriff am 11.02.2023. Verfügbar unter: https://www.buurtzorg.com

Buurtzorg Deutschland Nachbarschaftspflege gGmbH. (n. d.). *Nachbarschaftspflege.* Zugriff am 22.2.2023. Verfügbar unter: https://buurtzorg-deutschland.de/

Cavedon, E., Minnig, C. & Zängl, P. (2020). *Menschlichkeit vor Bürokratie.* Krankenpflege. Soins infirmiers. Cure infermieristiche. S. 12 - 15. Zugriff am 23.2.2023. Verfügbar unter: https://netzwerkselbstorganisation.net/artikel/2020_1/

De Blok, J. de, Grasberger, C. & Hennessey, R. (2019). *Buurtzorg: Selbstorganisation führt zu Lebensqualität*, LQ 01/19, S. 24–29. Zugriff am 19.08.2022. Verfügbar unter: https://docplayer.org/166565335-Buurtzorg-selbstorganisation-fuehrt-zu-lebensqualitaet.html

Epe, H. (2019). *Warum Du Buurtzorg nicht als Vorbild nehmen solltest.* Zugriff am 23.2.2023. Verfügbar unter: https://www.ideequadrat.org/buurtzorg-vorbild/

Evers, J. & Morgado, J. L. (n. d.). *Businessplan. Gründer.* SmartBusinessPlan. Zugriff am 6.3.2023. Verfügbar unter: https://smartbusinessplan.de/businessplan-lexikon/gruender/

Freund, J., Overlander, G. & Ahrens, N. (Hrsg.). (2020). *Pflegemanagement heute. Für Führungspersonen im Pflege- und Gesundheitsmanagement* (3. Auflage). München: Elsevier. Verfügbar unter: http://shop.elsevier.de/978-3-437-27852-5

Fröse, M. W., Naake, B. & Arnold, M. (Hrsg.). (2019). *Führung und Organisation: Neue Entwicklungen im Management der Sozial- und Gesundheitswirtschaft* (Perspektiven Sozialwirtschaft und Sozialmanagement). Wiesbaden: Springer Fachmedien Wiesbaden. https://doi.org/10.1007/978-3-658-24193-3

Geramanis, O. & Hutmacher, S. (2020). *Der Mensch in der Selbstorganisation*. Wiesbaden: Springer Fachmedien Wiesbaden. https://doi.org/10.1007/978-3-658-27048-3

Geschwill, R. & Nieswandt, M. (2020). *Laterales Management: Das Erfolgsprinzip für Unternehmen im digitalen Zeitalter*. Wiesbaden: Springer Fachmedien Wiesbaden. https://doi.org/10.1007/978-3-658-27735-2

Gloger, B. & Rösner, D. (2022). *Selbstorganisation braucht Führung. Die einfachen Geheimnisse agilen Managements* (3., überarbeitete Auflage). München: Hanser.

Gottfried, M. (2020). Pressemitteilung: Gewinner des vdek-Zukunftspreises 2020 stehen fest. Verband der Ersatzkassen e. V.. S. 1-3. Zugriff am 02.3.2023. Verfügbar unter: https://www.vdek.com/presse/pressemitteilungen/2020/vdek-zukunftspreis-gewinner-2020.html

Gray, M., Sarnak, D. O. & Burgers, J. S. (2015). Home care by self-governing nursing teams: the Netherlands' Buurtzorg Model. Case Study. *The Commonwealth Fund*, 14. S. 2-4.

Greuter, S. (2016). Buurtzorg: Ganzheitliche Pflege, made in the Netherlands. *Denknetz-Fachgruppe Langzeitpflege und -betreuung*. Verfügbar unter: https://www.denknetz.ch/wp-content/uploads/2019/02/16_Buurtzorg_Greuter.pdf

Heinze, R., Kurtenbach, S. & Üblacker, J. (2019). *Digitalisierung und Nachbarschaft. Erosion des Zusammenlebens oder neue Vergemeinschaftung?* (2. Auflage) Nomos Verlagsgesellschaft, 21. S. 11-32.

Helfrich, S. & Bollier, D. (2020). *Frei, fair und lebendig - Die Macht der Commons* (Sozialtheorie) (2. Auflage). Bielefeld, Germany: transcript Verlag. https://doi.org/10.14361/9783839455746

Hofer, C. W. & Schendel, D. (1978). *Strategy formulation: analytical concepts.* The West Series in Business Policy and Planning. South-Western.

Huijbers, P. (2010). *Care in the neighbourhood: better home care at reduced cost.* Zugriff am 01.3.2023. Verfügbar unter https://interlinks.euro.centre.org/model/example/NeighbourhoodCareBetterHomeCareAtReducedCost

Janning, U. (2022). Häusliche Pflege. Zugriff am 02.2.2023. Verfügbar unter: https://www.haeusliche-pflege.net/artikel/2022/7_2022/buurtzorg-deutschland-ende-einer-erfolgsgeschichte

Katterbach, S. & Stöver, K. (2019). *Effektiver und besser Führen in Teilzeit: Hintergründe und zeitgemäße Maßnahmen für ein flexibles Führungsmodell.* Wiesbaden: Springer Fachmedien Wiesbaden. https://doi.org/10.1007/978-3-658-22937-5

Kramp, M. (2018). *Buurtzorg: Das niederländische Modell im Praxischeck,* Conzepte Magazin. Contec – Gesellschaft für Organisationsentwicklung. Zugriff am 01.3.2023. Verfügbar unter: https://www.contec.de/blog/beitrag/buurtzorg-das-niederlaendische-modell-im-praxischeck/

Kreitzer, M. J., Monsen, K. A., Nandram, S. & Blok, J. de. (2015). Buurtzorg nederland: a global model of social innovation, change, and whole-systems healing. *Global Advances in Health and Medicine, 4*(1), S. 40–44. https://doi.org/10.7453/gahmj.2014.030

Köhler-Roth, I. *(n. d.)*. *Pflegemanagement*. Deutscher Berufsverband für Pflegeberufe.
Zugriff am 15.02.2023. Verfügbar unter: https://www.dbfk.de/de/expertengrup-
pen/pflegemanagement/index.php

Leichsenring, K. (2015). *Hauskrankenpflege*. ProCare, 20(8), S. 20–25.
https://doi.org/10.1007/s00735-015-0548-9

Laloux, F. (2015). *Reinventing organizations: Ein Leitfaden zur Gestaltung sinnstiften-
der Formen der Zusammenarbeit* (1. Auflage). Vahlen. S. 69.

Lux, G. & Matusiewicz, D. (Hrsg.). (2022). *Pflegemanagement und Innovation in der
Pflege: Wie sich Mensch und Maschine sinnvoll ergänzen* (FOM-Edition). Wiesbaden: Springer Fachmedien Wiesbaden. https://doi.org/10.1007/978-3-658-
35631-6

Lux, T. (2018). *Intranet*. Gabler Banklexikon. Zugriff am 12.2.2023. Verfügbar unter
https://www.gabler-banklexikon.de/definition/intranet-58987

Markschies, C. (n. d.). *Gründer*. Digitales Wörterbuch der deutschen Sprache. Zugriff
am 6.3.2023. Verfügbar unter: https://www.dwds.de/wb/Gr%C3%BCnder

Nandram, S. S. (2015). *Organizational innovation by integrating simplification. Buurtzorg Nederland: Start-Up Process and Organizational Design*. Springer.
https://doi.org/10.1007/978-3-319-11725-6_2

Online Lexikon für Psychologie & Pädagogik. (n. d.). *Zufriedenheit*. Zugriff am
6.3.2023. Verfügbar unter: https://lexikon.stangl.eu/6737/zufriedenheit

Pieper, A. & Zander, U. (n. d.). *Pflegeberufe - in der Corona-Krise gewinnen sie an Bedeutung*. Bundesinstitut für Berufsbildung. Zugriff am 7.3.2023. Verfügbar unter:
https://www.bibb.de/de/122728.php

Reinhart, M. (2019). Aktuelle Modelle Gemeindenaher Versorgung. Pflegefachtag in
Bonn. *PFLEGE Zeitschrift*, 72. S. 44

Reinhardt, R. (2016). *Personalführung*. Studienbrief. SRH The Mobile University, Riedlingen.

Rödel, S. (2020). *Organisationsmanagement*. Studienbrief. SRH The Mobile University, Riedlingen.

Rüther, C. (2018). *Agile Selbstorganisation: Wie aus Mit-Arbeitern Mit-Unternehmer werden*. Zugriff am 02.2.2023. Verfügbar unter: https://www.soziokratie.org/wp-content/uploads/2019/07/agile-selbstorganisation-gesamt1.3.pdf

Schaeper, J. & Robert, G. (2020). Radically self-organised care: what can designers learn from the evolutionary dynamics of cooperation. *Proceedings of the 6th International Conference (Design4Health)*. Amsterdam. S. 6.

Scharfenberger, L. (2019). *Pflege nach dem "Buurtzorg"-Modell. Von den Niederlanden lernen*. taz Verlags u. Vertriebs GmbH. Zugriff am 23.2.2023. Verfügbar unter: https://taz.de/Pflege-nach-dem-Buurtzorg-Modell/!5622332/

Statistisches Bundesamt (2022). *PFLEGENOTSTAND IN DEUTSCHLAND*. Verfügbar unter: https://de.statista.com/statistik/studie/id/104492/dokument/statista- dossierplus-ueber-den-pflegenotstand-in-deutschland/

Wörwag, S. & Cloots, A. (2020). *Arbeitskulturen im Wandel*. Wiesbaden: Springer Fachmedien Wiesbaden. https://doi.org/10.1007/978-3-658-30451-5